BEI GRIN MACHT SICH IHR WISSEN BEZAHLT

AF167111

- Wir veröffentlichen Ihre Hausarbeit,
  Bachelor- und Masterarbeit

- Ihr eigenes eBook und Buch -
  weltweit in allen wichtigen Shops

- Verdienen Sie an jedem Verkauf

Jetzt bei www.GRIN.com hochladen
und kostenlos publizieren

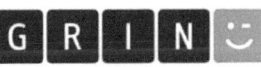

Bibliografische Information der Deutschen Nationalbibliothek:

Die Deutsche Bibliothek verzeichnet diese Publikation in der Deutschen National-
bibliografie; detaillierte bibliografische Daten sind im Internet über http://dnb.d-
nb.de/ abrufbar.

Impressum:

Copyright © 2009 GRIN Verlag
Druck und Bindung: Books on Demand GmbH, Norderstedt Germany
ISBN: 9783346161567

Dieses Buch bei GRIN:

https://www.grin.com/document/541580

Patrik Schnauck

Sport in der DDR

Sportverkehr zwischen West- und Ostberlin in den 1950er- bis 1980er-Jahren, sportpolitische Auswirkungen Fußball Europameisterschaft 1988

GRIN Verlag

GRIN - Your knowledge has value

Der GRIN Verlag publiziert seit 1998 wissenschaftliche Arbeiten von Studenten, Hochschullehrern und anderen Akademikern als eBook und gedrucktes Buch. Die Verlagswebsite www.grin.com ist die ideale Plattform zur Veröffentlichung von Hausarbeiten, Abschlussarbeiten, wissenschaftlichen Aufsätzen, Dissertationen und Fachbüchern.

Besuchen Sie uns im Internet:

http://www.grin.com/

http://www.facebook.com/grincom

http://www.twitter.com/grin_com

Inhalt

1. Einleitung

Nirgendwo prallten die Gegensätze des Kalten Krieges derart aufeinander wie in der Stadt Berlin. Auf der einen Seite die isolierte Stadt Berlin (West) und auf der anderen Seite die Hauptstadt der DDR - Berlin (Ost) mit ihrer repräsentativen Funktion. Die beiden Stadtteile waren stets Brennpunkte in der deutschen Geschichte. So kam es in der Stadt zur Bildung der Luftbrücke, da die Sowjetunion alle Verbindungen nach Berlin (West) blockierte. Während der Berlin-Krise versuchte der Ostblock mit der Drei-Staaten-Theorie die Bindung Westberlins zur Bundesrepublik aufzuheben bzw. eine Bindung nicht anzuerkennen. Diese Nicht-Anerkennung Westberlins zur Bundesrepublik Deutschland ist ein stetiger Streitpunkt in der Geschichte, welcher auch für den Sport immer wieder eine tragende Bedeutung hatte. Der Bau der Berliner Mauer war eines der negativsten geschichtlichen Ereignisse Deutschlands. Nicht nur Deutschland wurde geteilt, sondern auch die Stadt Berlin. Dies brachte viel Leid, da Familien und Freunde auseinander gerissen worden sind. Des Weiteren hatten die Siegermächte des Zweiten Weltkrieges ganz unterschiedliche Interessenlagen bezüglich der geteilten Stadt. So versuchte der Ostblock zunächst den Westteil der Stadt einzunehmen. Die westlichen Siegermächte verhinderten dies, da sie selbst verschiedene Interessen hatten und Berlin (West) zu keinem Zeitpunkt aufgeben wollten. Jahrelang war der Status der Stadt damit nicht geklärt. Die Berlin-Frage hatte mehrere Dimensionen, welche die verschiedenen Interessenlagen der Siegermächte sowie der Bundesrepublik Deutschland und der DDR aufzeigen. Alleine die politische Situation verrät schon, dass ein geregelter Sportverkehr innerhalb der geteilten Stadt kaum möglich war. Dies wird auch ersichtlich, wenn man die sportlichen Verbindungen innerhalb der Stadt näher betrachtet. Gekennzeichnet sind diese durch viele Boykotte seitens des Ostblocks. Nur offizielle Meisterschaften und Punktspiele wurden vom Ostblock akzeptiert. Alle anderen Sportveranstaltungen im Westteil der Stadt wurden boykottiert. Die DDR wollte sich mit Sportveranstaltungen in der ganzen Welt positiv repräsentieren. Die Stadt Berlin (West) wollte mit der Ausrichtung von

Sportveranstaltungen seine Bindung zur BRD und Selbständigkeit zeigen. Dies gelang jedoch nicht immer, so war Berlin (West) nicht als Spielort der Fußball-Europameisterschaft 1988 vorgesehen. Dies führte zu einer der größten sportpolitischen Krisen der Bundesrepublik Deutschland. Durch die physische Teilung der Stadt entstand eine gewisse Parallelkultur. Beide Stadtteile wollten mit Sportstätten und Sportveranstaltungen punkten. Nicht zu unterschätzen ist auch eine innerdeutsche Annäherung. Fans des Westberliner Fußballvereins Hertha BSC und Fans des Ostberliner Fußballvereins Union Berlin führten eine Fanfreundschaft. Dies kann als innerdeutsche Annäherung während des Kalten Krieges bezeichnet werden.[1]

2. Politische Situation - Einordnung in die gesamtdeutsche Geschichte

Die erste wahrnehmbare Teilung der Stadt Berlin erfolgte schon im Jahr 1945. Auf der Jalta-Konferenz 1945 wurde Deutschland in vier Besatzungszonen eingeteilt. Die Siegermächte USA, Großbritannien, Frankreich und die Sowjetunion teilten sich das Land auf. So wurde auch Berlin in vier Sektoren eingeteilt, wobei der westliche Teil der Stadt unter den Westmächten aufgeteilt worden ist und der östliche Teil der Stadt unter Führung der Sowjetunion stand. Drei Jahre später im Jahr 1948 kam es mit der Einführung der Deutschen Mark in den westalliierten Besatzungszonen und gleichzeitig in den Westsektoren von Berlin auch zur wirtschaftlichen Spaltung der Stadt. Als Antwort der Sowjetunion kam es zur Berlin-Blockade in den Jahren 1948 und 1949. In diesen Jahren blockierte die Sowjetunion die Versorgung der Westsektoren was wiederum zur Bildung der Berliner Luftbrücke führte. Ende der 1950er-Jahre kam es zur Berlin-Krise. Die Sowjetunion forderte mit einem Ultimatum den Rückzug der Westmächte aus West-Berlin. Zur endgültigen Spaltung der Stadt kam es 1961 mit dem Bau der Berliner Mauer, was auch zur physischen Teilung der Stadt führte. In den 1970er-

---

[1] Braun, J. & Teichler, H. J.: Sportstadt Berlin im Kalten Krieg. Prestigekämpfe und Systemwettstreit. Berlin 2006, S. 16.

Jahren kam es auf Grund des Viermächteabkommens im Jahr 1971 zu einer Entspannung in der Bundesrepublik Deutschland und den Stadtteilen der Stadt Berlin. In den Folgejahren kam es unter allen Beteiligten, insbesondere unter den Bürgern der Stadt zu einer Gewöhnung an den Status quo. Erst der Fall der Berliner Mauer im Jahr 1989, sowie die deutsche Wiedervereinigung 1990 brachten eine endgültige Lösung der Berlin-Frage.

2.1 Schreibweisen der Stadtteile

In Zeiten des Kalten Krieges konnte man allein an der unterschiedlichen Schreibweise die Herkunft oder den politischen Standort eines Textes bestimmen.

Westberlin

Im Westen war die Schreibweise „West-Berlin" üblich, jedoch war diese sowie insbesondere „Westberlin" im amtlichen Sprachgebrauch verpönt. Stattdessen wurde „Berlin (West)" oder „Berlin" geschrieben, während der Ostteil der Stadt „Ost-Berlin" genannt wurde. Dadurch sollte einer sprachlichen Entwicklung entgegengewirkt werden, die den Eindruck erzeugen könnte, bei den beiden Stadtteilen handele es sich um zwei eigenständige Städte. Dies wäre dem Gedanken der Wiedervereinigung abträglich gewesen wäre.

Ostberlin

Der Ostteil wurde von der DDR „Berlin, Hauptstadt der DDR" genannt. Diese Bezeichnung war von der DDR-Regierung widerrechtlich, aber von den Besatzungsmächten geduldet. „Die westlichen Besatzungsmächte erkennen den Hauptstadtanspruch des Ostsektors von Berlin nicht an, auch wenn die von ihnen zur DDR entsandten Botschaften ihren Sitz im

Berliner Ostsektor haben.[2] Der Westteil der Stadt wurde immer als „selbstständige politische Einheit Westberlin" bezeichnet. Gelegentlich auch als „Westberlin". Mit den beiden Bezeichnungen sollte der politisch erwünschte Eindruck von einem eigentlichen Berlin im Osten und einem fremdartigen Gebilde westlich davon erzeugt werden. Ferner wollte man verdeutlichen das der Westteil der Stadt eine Selbstständigkeit hat und nicht als Teil der Bundesrepublik Deutschland angesehen werden kann. Hintergrund ist die Drei-Staaten-Theorie, welche Ende der 1950er-Jahre von dem damaligen Generalsekretär der KPdSU Nikita S. Chruschtschow initiiert, zur Berlin-Krise führte. Er forderte unter anderem die Umwandlung West-Berlins in eine selbstständige politische Einheit (Freie Stadt), also Unabhängigkeit von der Bundesrepublik Deutschland.[3]

2.2 Berlin-Frage

Die Berlin-Frage lässt sich in fünf Dimensionen einteilen. Die Frage beschäftigte nicht nur die Bundesrepublik Deutschland und die DDR, sondern auch die Siegermächte (Vereinigte Staaten, Vereinigtes Königreich, Frankreich, Sowjetunion). Als erste Dimensionen lässt sich eine innenpolitische Dimensionen nennen. Diese bezog sich vor allem auf die beiden deutschen Teilstaaten (Bundesrepublik Deutschland und Deutsche Demokratische Republik), die um eine möglichst weitreichende Integration Berlins oder zumindest ihres Stadtteils bemüht waren. Die zweite, eine außenpolitische Dimension aus Sicht der Siegermächte im Zweiten Weltkrieg, die ihren Einfluss in Berlin sichern wollten, damit zusammenhängend die geostrategische Dimension, die sich aus der Insellage Berlins in der Sowjetischen Besatzungszone ergab und während des Kalten Krieges eine besondere Bedeutung erlangte. So wurde im Sektor der Vereinigten Staaten auf dem Teufelsberg eine Abhörstation gebaut. Generell hatte die Stadt für Spionagezwecke eine bedeutungsvolle Rolle. Die Staats- und völkerrechtliche Dimension

---

[2] Mahnke, Hans Heinrich: Vom Londoner Protokoll zum Viermächte-Abkommen. In: Langguth, G. Berlin: Vom Brennpunkt der Teilung zur Brücke der Einheit. Bonn 1990, S. 99.
[3] Ebd., S. 103.

bezieht sich auf den Rechtsstatus Berlins und seine rechtlichen Verhältnisse zu den beiden deutschen Teilstaaten. Die letzte Dimension bezieht sich auf die humanitäre Lage in der Stadt. Die Teilung der Stadt und Bevölkerung brachte großes menschliches Leid mit sich. Ganze Familien wurden über Nacht auseinander gerissen und hatten keine geregelten Kontaktmöglichkeiten mehr.

2.3 Berlin-Krise

Hintergrund der Berlin Krise im Jahr 1958 war ein ständig steigender Flüchtlingsstrom von DDR-Bürgern nach West-Berlin. Dies war für die DDR und damit auch für die Sowjetunion ein drückendes Problem. Um die Existenz der DDR zu sichern und den Flüchtlingsstrom abzusperren, versuchte die Sowjetunion zunächst, Berlin als „selbstständige politische Einheit"[4] der Kontrolle der Vereinten Nationen zu unterwerfen. Die Drei Mächte ließen sich darauf nicht ein und als Reaktion riegelte die DDR den Ostsektor mit dem Bau der Mauer ab. Die Mauer teilte nicht nur die Stadt sondern ganz Deutschland und war bis vor kurzem das herausragende Mahnmal der Spaltung Europas.[5] Die Krise begann mit einer Note der sowjetischen Regierung unter Führung des Generalsekretär Nikita Chruschtschow am 27. November 1958. Er forderte, dass Berlin den Status einer entmilitarisierten „Freien Stadt" erhalten sollte. Die sowjetische Regierung gab den Westmächten eine Frist von sechs Monaten. Sollte diese Frist verlaufen würde man alle Rechte und Verantwortlichkeiten in Berlin an die DDR übergeben. Die Westmächte wiesen die sowjetischen Forderungen energisch zurück.[6] Die Westmächte formulierten am 31. Dezember 1958 als Antwort an die Sowjetunion Grundprinzipien zum Thema Berlin. So beharrten diese auf die Freiheit der Stadt, einen uneingeschränkten Zugangsverkehr, die Sicherheit und das Wohlergehen in der Stadt und das Recht der Drei

---

[4] Freiherr von Richthofen, Hermann: Die Berlinpolitik der Bundesrepublik Deutschland. In: Langguth, G. Berlin: Vom Brennpunkt der Teilung zur Brücke der Einheit. Bonn 1990, S. 174.
[5] Ebd., S.175.
[6] Morgan, Roger: Die Berlinpolitik der Westmächte. In: Langguth, G. Berlin: Vom Brennpunkt der Teilung zur Brücke der Einheit. Bonn 1990, S. 131.

Mächte, solange in Berlin zu bleiben, wie ihre Verantwortlichkeiten dies erfordern würden.[7] Auch noch drei Jahre später hielt die Krise an. Die Westmächte stärkten aber ihre Sichtweise durch die „Three Essentials" des damaligen US-Präsidenten John F. Kennedy der am 3. und 4. Juni 1961 drei Grundsätze in der Berlin-Politik formulierte:

1. Das unantastbare Recht der Westmächte auf Anwesenheit in ihren jeweiligen Sektoren West-Berlins.

2. Das Zugangsrecht der Westmächte nach Berlin.

3. Die Wahrung der Sicherheit und der Rechte der Bürger West- Berlins durch die wesentlichen Besatzungsmächte.[8]

Die Westmächte ließen die Frist auslaufen. Damit es nicht zu einer Eskalation kommt, waren die Westmächte für einige Kompromisslösungen bereit. So gab man der DDR das Recht auf den Zugangsstrecken nach West-Berlin den Verkehr zu kontrollieren. Im Jahr 1963 war die Krise schließlich vorüber. Möglicherweise zum Teil als Folge der Kubakrise von 1962 ließ die Sowjetunion stillschweigend ihre Forderungen fallen, und die Situation im geteilten Berlin wurde nach außen hin wieder ruhig.[9] Auch wurde das eigentliche Ziel der Sowjetunion die Vereinigung Berlins und einschließende Eingliederung in die DDR als nicht durchführbar betrachtet. Dies lag auch an der entscheidenden Ablehnung der Westmächte.

2.4 Drei-Staaten-Theorie

Die Drei-Staaten-Theorie ist ein durch Nikita Chruschtschow im Zuge des Berlin-Ultimatums im November 1958 geprägter Begriff. Er umschreibt die Aufteilung Deutschlands in West- und Ostdeutschland sowie die „entmilitarisierte Freie Stadt Berlin". Die der Theorie zugrundeliegenden Gedanken fanden in der westlichen Welt von Anfang an keinerlei Anerkennung. Später wurde unter diesem Begriff auch die offizielle

---

[7] Ebd.
[8] Steck, Melanie: Der Mauerbau am 13.8.1961. Motive, Ablauf, Reaktionen. Norderstedt 2006, S. 16.
[9] Morgan, Roger: Die Berlinpolitik der Westmächte. In: Langguth, G. Berlin: Vom Brennpunkt der Teilung zur Brücke der Einheit. Bonn 1990, S. 133

Beurteilung der Berlin-Frage aus Sicht der Deutschen Demokratischen Republik bezeichnet.[10]

2.5 Viermächteabkommen – Beginn der Entspannung

Am 3. Juni 1972 trat das Viermächteabkommen in Kraft. Man kann es als Kernstück der west-östlichen Entspannungspolitik bezeichnen.[11] Ziel des Abkommens war es verschiedene Probleme zu lösen. So konzentrierte man sich vor allem auf den Zugang nach Berlin (West), auf Verbindungen zum Umland und auf die Bindungen zur Bundesrepublik Deutschland einschließlich der Außenvertretung durch diese. Der Berlinstatus selbst blieb ebenso unberührt wie zahlreiche der seit 1945 entstandenen Streitfragen.[12]

Berlin wurde so zum Motor einer neuen Deutschlandpolitik, die erstmals auch Beziehungen zur DDR einschloss.[13] Ferner brachte das Abkommen wesentliche Fortschritte für die Bürger Berlins. So verpflichte sich die Sowjetunion um eine Erleichterung des zivilen Transitverkehrs von der Bundesrepublik Deutschland nach Berlin (West). Der Transitverkehr galt als größtes Problem für die Lebensfähigkeit von Berlin (West). Daher stand die Lösung dieses Problems an erster Stelle des Abkommens. In Teil I enthält Abschnitt A die wesentlichen Aussagen, nämlich dass der zivile Transitverkehr „ohne Behinderungen sein" und „erleichtert werden wird, damit er in der einfachsten und schnellsten Weise vor sich geht".[14]

Ein weiterer wichtiger Punkt war die Bindung zwischen Berlin (West) und der Bundesrepublik Deutschland. So ist in Teil II Abschnitt B zu lesen, dass die Bindungen „aufrechterhalten und entwickelt werden, wobei sie berücksichtigen, dass diese Sektoren so wie bisher kein Bestandteil (konstitutiver Teil) der Bundesrepublik Deutschland sind und auch

---

[10] Stötzel, Georg: Kontroverse Bergriffe. Geschichte des öffentlichen Sprachgebrauchs in der Bundesrepublik Deutschland. Berlin 1994, S. 301 ff.

[11] Füsslein, Peter: Ausgestaltung und Entwicklung des Viermächte-Abkommens bis zum Herbst 1989. In: Langguth, G. Berlin: Vom Brennpunkt der Teilung zur Brücke der Einheit. Bonn 1990, S. 108

[12] Ebd.

[13] Freiherr von Richthofen, Hermann: Die Berlinpolitik der Bundesrepublik Deutschland. In: Langguth, G. Berlin: Vom Brennpunkt der Teilung zur Brücke der Einheit. Bonn 1990, S. 175.

[14] Füsslein, Peter: Ausgestaltung und Entwicklung des Viermächte-Abkommens bis zum Herbst 1989. In: Langguth, G. Berlin: Vom Brennpunkt der Teilung zur Brücke der Einheit. Bonn 1990, S. 109.

weiterhin nicht von ihr regiert werden".[15] Des Weiteren gilt das Viermächteabkommen als Voraussetzung für die Unterzeichnung des Transitabkommens und des Grundlagenvertrages zwischen der Bundesrepublik Deutschland und der DDR, welcher am 21. Dezember 1972 von beiden deutschen Staaten unterzeichnet worden ist. Auch für die Westalliierten ergaben sich durch die innerdeutsche Annäherung neue Beziehungen zu der DDR. Nachdem der Grundlagenvertrag am 21. Dezember 1972 zwischen den beiden deutschen Staaten unterzeichnet worden ist, schickten sich die westlichen Alliierten an, formale diplomatische Beziehungen zur DDR aufzunehmen.[16] Zustande kam dieser Beginn der Entspannungspolitik nur durch die sozialliberale Koalition unter Willy Brandt. So sorgte die Regierung auch für die Aufgabe der Hallsteindoktrin und zur Unterzeichnung von Moskauer und Warschauer Vertrag im Jahr 1970.[17] Dies waren wichtige Ereignisse in Richtung einer Entspannung zwischen der Bundesrepublik Deutschland und dem Ostblock.

2.6 Besonderheiten für Bürger der Stadt Berlin (West)

Für die Bürger Westberlins gab es einige Besonderheiten. Die Bürger erhielten nur einen behelfsmäßigen Personalausweis. Dieser enthielt keinen Hinweis auf den ausstellenden Staat. Des Weiteren war kein Bundesadler auf dem Ausweis zu finden. Nur der behelfsmäßige Personalausweis wurde vom Ostblock anerkannt.[18] Auch hier sieht man wie der Ostblock immer darauf bedacht war den Westteil von Berlin nicht als Teil der Bundesrepublik Deutschland anzuerkennen. Damit wollte man die Drei-Staaten-Theorie stärken. Ferner galt in West-Berlin ein entmilitarisierter Status, das heißt keinerlei Präsenz der Bundeswehr und keine Wehrpflicht in West-Berlin. Die Bürger hatten Reisebeschränkungen, ab dem Mauerbau am 13. August 1961 wurde den

---

[15] Ebd., S. 111.
[16] Morgan, Roger: Die Berlinpolitik der Westmächte. In: Langguth, G. Berlin: Vom Brennpunkt der Teilung zur Brücke der Einheit. Bonn 1990, S. 135.
[17] Hofmann, Daniel: Dokumente zur Deutschlandpolitik (1969/1970). München 2002, S. 916.
[18] Schuller, Wolfgang: Das sichere war nicht sicher. Die erwartete Wiedervereinigung. Leipzig 2006, S. 127.

Bürgern von West-Berlin die Reise nach Ost-Berlin verwehrt. Die Beschränkungen wurden aber in den nächsten Jahren etwas gelockert. Ab 1963 trat eine Passierscheinregelung ein, sodass Familienbesuche an Weihnachten und Neujahr möglich waren. Mit der Ausarbeitung des Viermächteabkommen Anfang der 1970er-Jahren wurde auch der Reiseverkehr für West-Berliner Bürger verbessert. Bürger des Westteiles der Stadt konnten nun ein Visum beantragen und ab Reisebeginn bis zum Folgetag 2:00 Uhr in dem Ostteil der Stadt verweilen. Eine weitere Besonderheit waren die drei Luftkorridore. Diese Luftkorridore durften nur von Fluggesellschaften der Westalliierten durchflogen werden. Dies war natürlich eine finanziell sehr gute Position für Fluggesellschaften aus den Westsektoren wie z.B. Air France, Pan Am oder British Airways.

3. Sportverkehr zwischen West- und Ostberlin in den 1950er- bis 1980er-Jahren

Im kompletten Sportverkehr zwischen West-Berlin und Ost-Berlin lassen sich über die Jahrzehnte des Kalten Krieges immer wieder schwerwiegende Probleme feststellen. Diese waren meist politisch bedingt. Im Folgenden werden wichtige Ereignisse im Sportverkehr der beiden Stadtteile dargestellt.

3.1 Neue Richtlinien für den Sportverkehr

Im Juni 1952 erließ der SED-gesteuerte Deutsche Sportausschuss neue Richtlinien für den Sportverkehr mit Westdeutschland und West-Berlin.[19] So mussten Westberliner Sportler Auskünfte über politische DDR-Flüchtlinge erteilen, um einen Passierschein erlangen zu können.[20] Auf Grund dieser Handhabung unterbrachen Westberliner Sportverbände und der gesamte bundesdeutsche Sport den Sportverkehr am 21. September

---

[19] Braun, J. & Teichler, H. J.: Sportstadt Berlin im Kalten Krieg. Prestigekämpfe und Systemwettstreit. Berlin 2006, S. 153.
[20] Vgl. Becker: Sportbeziehungen, S. 270.

1952. Knappe drei Monate später am 12. Dezember 1952 wurde der Sportverkehr wieder aufgenommen und die beiden deutschen Sportverbände einigten sich auf ein Berliner Abkommen, welches den innerdeutschen Sportverkehr regeln sollte. Aber auch in den folgenden Jahren kam es immer wieder zu Zwischenfällen, sodass man zu keinem Zeitpunkt von einem geregelten Sportverkehr sprechen kann. Der DSB erklärte das Jahr 1957 zum „Jahr des gesamtdeutschen Sportverkehrs".[21] Man wollte Begegnungen auf der unteren Ebene fördern. Der Versuch lag darin den zwischenmenschlichen Austausch zwischen den beiden deutschen Staaten zu stärken. Der DTSB reagierte verunsichert auf diese Offensive des DSB. Als Regelung gab der DTSB bekannt, dass 70 Prozent der Sportveranstaltungen in der der DDR und 30 Prozent der Sportveranstaltungen in der BRD ausgetragen werden müssen. Diese Offensive seitens des westdeutschen Sportbundes brachte jedoch keine Stärkung des innerdeutschen Sportverkehrs. Noch im selben Jahr wurde allen Sportlern der DDR der Spielbetrieb mit Westberlin untersagt.[22]

3.2 Der Mauerbau am 13. August 1961 und die Auswirkungen auf den Sportverkehr

Mit Beginn des Mauerbaus am 13. August 1961 wurde der gesamtdeutsche Sportverkehr eingestellt. Der damalige DSB-Präsident Willi Daume erklärte am 16. August in Düsseldorf, dass die vom Regime der SBZ getroffenen Abschnürungsmaßnahmen auf das schärfste missbilligt werden. Dieses Vorgehen widerspricht den Prinzipien der Menschlichkeit und verletzt alle sportlichen Grundsätze. Nach diesen Maßnahmen haben nur noch systemhörige Personen die Möglichkeit zu sportlichen Begegnungen mit der Bundesrepublik. Damit hat die SBZ den gesamtdeutschen Sportverkehr unterbunden. Sie trägt die alleinige Verantwortung.[23] In den Folgejahren ruhte der innerdeutsche Sportverkehr in West-Berlin. Nun machten sich aber auch

---

[21] Braun, J. & Teichler, H. J.: Sportstadt Berlin im Kalten Krieg. Prestigekämpfe und Systemwettstreit. Berlin 2006, S. 154.
[22] Ebd.
[23] Ebd., S. 155.

11

Schwierigkeiten auf internationaler Ebene für die Sportstadt West-Berlin bemerkbar. So durften die Olympia Ausscheidungen 1960 im Basketball, Boxen und Gewichtheben zwischen BRD und DDR erst nach Einspruch des damaligen IOC-Präsidenten Avery Brundage in West-Berlin stattfinden. Die DDR hatte zunächst dagegen protestiert.

3.3 Die „Olympische Berlin-Formel" von 1965

Erst die „Olympische Berlin-Formel" des Jahres 1965 regelte, dass künftig zwei deutsche Mannschaften an den Olympischen Spielen teilnehmen können. Mit der „Olympischen Berlin-Formel" akzeptierte der Ostblock die Haltung des IOC in der Berlin-Frage. Diese zählt West-Berlin zu der BRD und Ost-Berlin zu der DDR. Da nun auch die DDR als vollwertiges Mitglied des IOC galt wurde der innerdeutsche Sportverkehr wieder aufgenommen. Der Sportverkehr erfuhr aber auch in den folgenden Jahren keine besondere Stärkung. Die Zahl der Treffen von 82 im Jahr 1966 sank auf elf im Jahr 1973.[24] Auch ein Fußballspiel zwischen dem West-Berliner Verein Reinickendorf Wacker 04 und dem ostdeutschen Club Energie Cottbus vor den Augen der beiden Sportchefs aus Ost und West brachte keine Belebung in den Sportverkehr.[25] Obgleich man von einer kleinen Sensation sprechen konnte, da sich unter den Zuschauern Willi Daume (DSB) und Manfred Ewald (DTSB) befanden. Die DDR war jedoch nicht an einem innerdeutschen Sportverkehr interessiert und blockte diesen immer mit der Berlin-Problematik ab. Der LSB formulierte den innerdeutschen Sportverkehr mit den passenden Worten: „Der DTSB der DDR kann einen voll normalisierten Sportverkehr aus innenpolitischen Gründen gar nicht durchführen, da er z.B. die positiven Eindrücke der Zurückkommenden fürchten muss".[26]

---

[24] Ebd., S. 157.
[25] Ebd.
[26] Ebd.

Auch das Viermächteabkommen von 1971 brachte keine Verbesserungen in den innerdeutschen Sportverkehr. Vielmehr begann nun der LSB West-Berlin eine „interne Liste" zu führen. Dort vermerkte man alle Zwischenfälle innerhalb des Sportverkehrs in West-Berlin. Dieser Liste kann man alle Boykotte und Schikanen für West-Berliner Sportler seitens der DDR und dem Ostblock entnehmen. So wurden verschiedene Sportveranstaltungen wie zum Beispiel das Internationale Hallenhandballturnier am 14. / 15. April 1974 von der tschechischen Mannschaft aus „Terminschwierigkeiten" abgesagt.[27] Sogar Westberliner Zuschauer wurden behindert. So verweigerten DDR-Behörden West-Berliner Zuschauern die Einreise in die DDR um das Olympia-Qualifikations-Rückspiel zwischen der BRD und der DDR in der damaligen Karl-Marx-Stadt zu besuchen. Als besonderes Beispiel welches zeigt, dass der Ostblock West-Berlin nie als Bestandteil der BRD anerkennen wollte kann man die Eissprinter-Weltmeisterschaft am 6. / 7. März 1976 hervorheben.[28] Die Sowjets verlangten demnach eine gesonderte Einladung des Berliner Senats. Der Senat lehnte diese extra Einladung ab. Daraufhin beschuldigten die Sowjets den Internationalen Eisschnelllauf Verband (ISU), dass die Veranstaltungen illegal sei. Der ISU wies die Beschuldigung zurück. Im Januar 1976 forderte auch die DDR eine gesonderte Einladung. Nachdem die Sowjets im Februar 1976 eine mündliche Zusage gemacht haben forderten sie im März erneut eine Extra-Einladung. Da diese wieder abgelehnt worden ist, boykottierte die UDSSR und alle anderen Ostblock Staaten die Veranstaltung. Dieses Beispiel zeigt deutlich, dass der Sport von den Ostblockstaaten nur „vor-sich-her-geschoben" wurde. Vielmehr waren es die politischen Grundsätze der Ostblockstaaten, die man auch mit Hilfe des Sports versuchte durchzusetzen. Als Hauptproblem im Sportverkehr spielt immer wieder die Drei-Staaten-Theorie der Sowjetunion eine große Rolle. Mit den gesonderten Forderungen an den Berliner Senat lässt sich wieder

---

[27] Ebd., S. 158 f.
[28] Ebd.

erkennen, dass der Ostblock West-Berlin auf keinen Fall als Bestandteil der BRD anerkennen wollte.[29] Der Sport insgesamt hat unter der Politik gelitten und war meist nur Mittel zum Zweck. Um in Zukunft Boykotte seitens des Ostblocks zu verhindern, wurde eine „Stadtväter-Einladung" West-Berlins initiiert. Dieses Schreiben war kein offizielles Schreiben des Berliner Senats, sondern nur ein Brief des Regierenden Bürgermeisters der an die Präsidenten der internationalen Verbände gerichtet wurde.[30] „Die Stadtväter-Einladung erwies sich künftig aus Sicht der West-Berliner Sportpolitik als politisch vertretbar, rechtlich unbedenklich und sportpolitisch effektiv".[31]

3.5 Das Sportprotokoll zwischen Gmelin und Ewald

Am 8. Mai 1974 unterzeichneten der DSB-Präsident Hans Gmelin und der DTSB-Präsident Manfred Ewald das sogenannte Sportprotokoll.[32] Dies legte fest, dass die innerdeutschen Sportkontakte zukünftig im Rahmen von Jahresplänen abgestimmt werden sollte. Auch wenn der DSB viele Kontakte anstrebte sah die Realität anders aus. Die DDR sah „den innerdeutschen Sportverkehr weiterhin nur als lästige Pflicht".[33] Ferner sollten zwischenmenschliche Annäherungen während der Wettkämpfe nach Möglichkeit verhindert werden.[34] In Realität brachte diese Neuerung durch das 1974 unterzeichnete Sportprotokoll auch keine Belebung in den innerdeutschen Sportverkehr. In West-Berlin fanden in den Folgejahren pro Jahr nicht mehr als drei bis vier Sportbegegnungen statt.[35]

---

[29] Ebd.
[30] Ebd., S. 165.
[31] Ebd.
[32] Ebd., S. 162.
[33] Ebd.
[34] Ebd.
[35] Zahl der in Berlin (West) stattgefundenen deutsch-deutschen Sportbegegnungen: 1974: 4, 1975: 2, 1976: 1, 1977: 2, 1978: 3, 1979: 3, 1980: 2, 1981: 2, 1982: 2, 1983: 3, 1984: 2, 1985: 3, 1986: 3, 1987: 1, 1988: 2, 1989: 6. Statistisches Material. LSB-Archiv.

3.6 Der Sportverkehr in den 1980er-Jahren

In den 1980er-Jahren blieb es bei den relativ wenigen Sportkontakten in West-Berlin. Im Jahr 1985 kam es zu einer der größten Krisen zwischen Sport und Politik in der BRD. Auf diese Krise wird in Kapitel 4 gesondert eingegangen. Mit der 750-Jahr Feier der Stadt Berlin im Jahr 1987 kam es wiederum zu vielen Boykotten seitens des Ostblocks. So plante man zur Zeit der Jubiläumsfeierlichkeiten der Stadt Berlin ein Länderspiel zwischen der BRD und der UDSSR in West-Berlin. Die sollte als „Trostpflaster"[36] für die Nicht-Beteiligung West-Berlins an der EM 1988 dienen. Zu diesem Länderspiel kam es aber nie und so sprach man damals von der bislang „bittersten sportpolitischen Pille".[37] Im Februar 1988 warb Honecker mit dem Angebot für mehr Sportveranstaltungen in West-Berlin. Jedoch sollten die Vereinbarungen direkt zwischen LSB West-Berlin und dem ostdeutschen Sportbund stattfinden. Dies widersprach jedoch dem bundesdeutschen Grundsatz, dass der West-Berliner Sport in Verhandlungen stets durch den DSB mitvertreten werde. Ziel der DDR waren wiederum gesonderte Verhandlungen zu erreichen um der Drei-Staaten-Theorie Vorschub zu leisten.[38] Allgemein lässt sich feststellen, dass in Zeiten des Kalten Krieges nur Wettbewerbe mit Medaillenchancen und Prestige in West-Berlin seitens des Ostblocks angenommen wurden sind. Kommerzielle Veranstaltungen wurden komplott boykottiert. Zudem hatte der Ostblock immer wieder eine panische Scheu eine West-Berliner Bindung an das Bundesgebiet anzuerkennen. Dies stände im Widerspruch mit der Drei-Staaten-Theorie.[39]

---

[36] Ebd., S. 179.
[37] Ebd.
[38] Ebd., S. 182.
[39] Ebd.

4. Sportpolitische Auswirkungen Fußball Europameisterschaft 1988

Im Jahr 1985 war die Stadt West-Berlin der Auslöser für eine der größten sportpolitischen Krisen. Das Jahr begann eigentlich sehr gut für den deutschen Sport, da die BRD als Ausrichter für die Fußball-EM 1988 gewählt wurde. „In der endgültigen Zusammenstellung des Spielplans wurde West-Berlin als Veranstaltungsort übergangen!"[40] Der damalige DFB-Präsident Neuberger sagte, dass Berlin nicht „mehrheitsfähig"[41] war. Dies lag daran, dass in der UEFA-Kommission drei Ost-Vertreter waren, die Einspruch gegen Spiele in West-Berlin meldeten. Streitpunkt war die Interpretation des Viermächteabkommens von 1971. Seitdem pochten die Sowjets darauf, dass West-Berlin „kein Bestandteil"[42] der Bundesrepublik Deutschland und „nicht von ihr regiert werden"[43] darf. Es kam zu einem heftigen Streit zwischen dem DFB, der sich immer wieder auf seine Unabhängigkeit berief und der Bundesregierung. So sprach man von einem: „Notopfer Berlin"[44] des DFB. Westdeutsche Politiker fügten hinzu, dass Fußball „eine nationale Angelegenheit"[45] sei und der DFB habe sich nun in seiner internationalen Politik „von Berlin getrennt".[46] Der Berliner Senat verlangte vom Fußball-Chef Aufklärung über die Hintergründe der Ausschließung West-Berlins, die „jegliche Solidarität des DFB mit der leid geprüften Stadt vermissen" lasse.[47] „Das Verhältnis zwischen Sport und Bundespolitik war vor 20 Jahren an einem historischen Tiefpunkt angelangt."[48] „Im Kern des Machtkampfs stand eine zentrale Frage: Wie hoch sollte der Preis sein, der für eine Solidarität mit West-Berlin zu bezahlen war? Hierauf gaben Politik und Sport divergierende Antworten!" Alle Bemühungen seitens des DFB erscheinen als grotesk, wenn man bedenkt, dass der Verband 1985 scheinbar großzügig das deutsche

---

[40] Ebd., S. 151.
[41] Vgl. Spiegel 9/1985: Bis ins letzte. Europameisterschaft ohne Spielort West-Berlin: Politiker fürchten schlimme Folgen für künftige internationale Sportereignisse.
[42] Ebd.
[43] Ebd.
[44] Braun, J. & Teichler, H. J.: Sportstadt Berlin im Kalten Krieg. Prestigekämpfe und Systemwettstreit. Berlin 2006, S. 151.
[45] Ebd.
[46] Ebd.
[47] Ebd.
[48] Ebd., S. 150.

Pokalfinale für die nächsten fünf Jahre nach Berlin vergab. Dies scheint aus meiner Sicht nur eine Art von Entschuldigung für die nicht Berücksichtigung Westberlins als Spielort bei der Europameisterschaft. Auch der damalige Direktor des Berliner Landessportbundes fürchtet, wenn sogar der große DFB aufgibt, dass auch kleinere Sportverbände dem leidigen Ärger um Berlin künftig ebenso kleinmütig ausweichen.[49] Sogar der damalige Kanzler Helmut Kohl mischte sich in die Debatte ein: „Sollte der DFB zu einem Verzicht auf ein Spiel in Berlin gezwungen werden, dann täte er gut daran zu überlegen, ob eine Europameisterschaft diesen Preis wert ist."[50] Während der Fußball-WM 1974 war West-Berlin noch Austragungsort. Dies lag daran, dass Ostblock-Funktionäre in der FIFA in der Minderheit waren und somit den Spielort Westberlin nicht verhindern konnten. Das Beispiel der Fußball EM 1988 zeigt, dass West-Berlin nicht nur ein Reizobjekt für den Ostblock war, sondern auch innenpolitisch für die Bundesrepublik hochbrisant und mit heftigen Emotionen behaftet. Die Empörung wird verständlich, wenn man die zahlreichen Abschnürungsversuche betrachtet die der Ostblock West-Berlin zugefügt hatte. Gemäß Chruschtschows Drei-Staaten-Theorie sollte West-Berlin eine selbstständige politische Einheit sein und auf keinen Fall Bestandteil der Bundesrepublik Deutschland. Um diesem Gedanken Nachdruck zu verleihen wurden auch sportpolitische Mittel genutzt. Der Fall der Fußball Europameisterschaft 1988 zeigt dies deutlich. Der DFB wollte keinen Ärger haben und versuchte sich aus der politischen Thematik so gut wie möglich herauszuhalten. Ferner argumentierte der DFB immer mit der Trennung von Sport und Politik.[51] Die Bundesregierung mischte sich so vehement ein, da man die Nicht-Berücksichtigung West-Berlins als politische Niederlage bzw. Eingeständnis deuten musste. Aber auch die Drohungen der Bonner Politiker im Fall der Nicht-Berücksichtigung Berlins die Fußball-EM zu boykottieren traf nicht ein.[52]

---

[49] Vgl. Spiegel 9/1985 Bis ins letzte. Europameisterschaft ohne Spielort West-Berlin: Politiker fürchten schlimme Folgen für künftige internationale Sportereignisse
[50] Ebd.
[51] Ebd.
[52] Braun, J. & Teichler, H. J.: Sportstadt Berlin im Kalten Krieg. Prestigekämpfe und Systemwettstreit. Berlin

So saßen die Vertreter der Bundesregierung beim Anpfiff der EM 1988 auf den besten Tribünenplätzen.[53]

5. Parallelkultur in der geteilten Stadt

Die Hauptstadt der DDR - Berlin - hatte vor allem eine repräsentative Funktion für die DDR. Man wollte mit der Stadt zeigen, dass der real-existierende Sozialismus die beste Staatsform ist. Ferner wurde aus Berlin das ganze Land gesteuert. Da die DDR zentral regiert worden ist, befanden sich in Berlin alle wichtigen Ministerien und Behörden. Der Westteil der Stadt wollte auf keinen Fall seine Bindung zur Bundesrepublik Deutschland verlieren. Immer wieder versuchte man dies auch mit symbolischen Sportveranstaltungen zu demonstrieren. Aus diesem Hintergrund entstand eine Parallelkultur in der Stadt und so „lieferten sich beide Seiten ein spannungsreiches Kopf-an-Kopf-Rennen"[54] in der Austragung von bedeutungsvollen Sportveranstaltungen.

Sportveranstaltungen in West- und Ost-Berlin in Zeiten des Kalten Krieges[55]

West-Berlin	Ost-Berlin
AVUS-Rennen (Motorsport)	Bernauer Schleife (Motorsport)
ISTAF (Leichtathletik)	Olympischer Tag (Leichtathletik)
6-Tage-Rennen (Radsport)	Winterbahn (Radsport)
Tour de Berlin (Radsport)	Rund um Berlin (Radsport)

Tab. 1 modifiziert nach Wiese, René; Braun, Jutta

2006, S. 183.
[53] Ebd.
[54] Ebd., S. 17.
[55] Ebd.

Dass es für viele Sportarten gleichermaßen bedeutungsvolle Sportveranstaltungen gab, zeigt Tab. 1. In verschiedenen Sportarten gab es in beiden Stadtteilen gleichermaßen erfolgreiche Sportveranstaltungen. Jeder Stadtteil versuchte aber mit seiner Sportveranstaltung die besseren Sportler anzulocken. Das Zustandekommen der Parallelkultur „geschah häufig aus dem Wunsch, Substitution für teilungsbedingt verlorenes kulturelles Kapital zu schaffen. Zuweilen jedoch war die Doppelkultur zugleich als gezielte, politisch motivierte Konkurrenz gedacht."[56] So versuchte man jeweils den anderen Stadtteil mit der Ausrichtung einer erfolgreicheren Sportveranstaltung zu übertreffen und somit auch die jeweilige politische Richtung als bessere zu verkaufen. Besonders gut zeigen dies die beiden Radrennen in der geteilten Stadt. Bis 1950 galt das Radrennen „Rund um Berlin" als der älteste „Klassiker"[57] des deutschen Radsports. Ab 1950 fanden zwei Radrennen statt, beide beanspruchten jedoch das Prestige des alten Klassikers „Rund um Berlin". Das Radrennen in Berlin (Ost) hatte einen hohen repräsentativen Charakter für die Hauptstadt der DDR. Das Radrennen in Berlin (West) hatte „einen hohen politischen Symbolcharakter, mit dem die Frontstadt ihre sportpolitische Unabhängigkeit und Überlebensfähigkeit demonstrierte."[58] Man versuchte eine Bindung zur Bundesrepublik herzustellen indem man eine erste Etappe der „Tour de Berlin" in Hannover austrug und die Radfahrer dann mit Bussen nach Berlin brachte, wo die Zieletappe ausgetragen wurde.[59] Solche Veranstaltungen sollten einen „Brückenschlag"[60] zwischen der Bundesrepublik und der Stadt West-Berlin bilden. Aus politischer Sichtweise sollte eine Zugehörigkeit West-Berlins zur Bundesrepublik demonstriert werden.

---

[56] Ebd.
[57] Ebd., S. 291.
[58] Ebd., S. 292.
[59] Ebd., S. 299.
[60] Ebd.

6. Sportliche Annäherung - Fanfreundschaft zwischen Hertha BSC Berlin und Union Berlin

Zwischen dem Westberliner Fußballverein Hertha BSC Berlin und dem Ostberliner Fußballverein Union Berlin entstand in der Zeit des Kalten Krieges eine Fanfreundschaft. Der Ostberliner Verein galt im Westen als „Oppositionsclub"[61] und hatte eine ähnliche Biographie wie Hertha BSC aufzuweisen. In der DDR Oberliga dominierte aber nicht Union, sondern Dynamo Berlin. Letzterer Verein, welcher direkt der Stasi untersetzt war, konnte fast jedes Jahr die DDR Meisterschaft gewinnen. Hertha BSC musste in den 1970er-Jahren viele Schicksalsschläge und Skandale hinnehmen. So konnte der Westberliner Verein als Underdog bei vielen Ostberlinern punkten.[62] Erste richtige Kontaktmöglichkeiten zwischen den beiden Fangruppierungen ergaben sich in den 1970er-Jahren als Hertha BSC international gespielt hat. Die Auslosung bescherte Hertha BSC viele Partien im Ostblock. Höhepunkt war ein Auswärtsspiel in Prag. Von 30000 Zuschauern im Prager Stadion stammten ungefähr die Hälfte aus der DDR und West-Berlin.[63] Allein aus Berlin kamen nach Erinnerung eines West-Berliner Hertha-Fans ca. 5000 Fans aus Ost und West, die die Reise gemeinsam mit der Bahn antraten.[64] Die Hertha Fans fuhren vom West-Berliner Bahnhof Zoo in Richtung Prag und wie im Vorfeld mit den Union-Fans abgesprochen, stiegen diese im Ostteil der Stadt am Bahnhof Friedrichstraße zu. Die Herthaner unterstützen die Ost-Berliner bei der Eintrittskartenbeschaffung und bezahlten teilweise die Karten. Dies zeigt, dass es auch während dem Kalten Krieg vereinzelt Versuche gab, eine innerdeutsche Annäherung und Freundschaften zu pflegen. Diese Form der Annäherung wurde auch „Handlungsspielraum Ostblock"[65] genannt. Eine andere Form ergab sich für Westberliner Fans, welche ihre Reisefreiheiten nutzten und Spiele von Union in Ostberlin besuchten. Im Stadion von Union Berlin wurde die Fanfreundschaft gepflegt. So

---

[61] Ebd., S. 257.
[62] Ebd.
[63] Ebd., S. 259.
[64] Ebd.
[65] Ebd.

brachten Herthaner auch selbst hergestellte Aufnäher mit politischen Bekundungen wie „Wir halten zusammen, uns kann nichts trennen, keinen Mauer und kein Stacheldraht!".[66] Natürlich war diese Annäherung der Ostberliner Bürger mit Bürgern von West-Berlin der DDR Regierung ein Dorn im Auge. So wurde auch diese Fanfreundschaft seit den 1970er-Jahren „erkennungsdienstlich"[67] von der Staatssicherheit bearbeitet. Nachdem die Fanfreundschaft vermehrt in die Öffentlichkeit gelangt war, setze ab den beginnenden 1980er Jahren eine neue Qualität der staatlichen Repression mit der Arbeit einer eigens eingerichteten Arbeitsgruppe „Rowdyhafter Fussballanhang"[68] ein. Ziel war es die „Einflussmöglichkeiten des Hertha BSC e. V. im Anhang des 1. FC Union zurückzudrängen und den Informationsaustausch zu verhindern".[69] In der genannten Arbeitsgruppe überwachten 20 inoffizielle Mitarbeiter (IM) einen ca. 20- bis 30-köpfigen Personenkreis des Fußballanhangs des 1. FC Union.[70] Das Beispiel zeigt, dass der Sport es den deutschen Bürgern aus West und Ost auch während des Kalten Krieges möglich gemacht hat eine Freundschaft zu entwickeln und zu führen. Natürlich versuchte man von Seiten der DDR diese Form der Annäherung mit allen zur Verfügung stehenden Mitteln zu unterbinden. Die Freundschaft ist jetzt Vergangenheit. Was dem Ministerium für Staatssicherheit glücklicher Weise nicht gelang ist heute der Rivalität der beiden Mannschaften im bezahlten Profi-Fußballgeschäft geschuldet.

---

[66] Ebd., S. 260.
[67] Ebd., S. 264.
[68] Ebd., S. 265.
[69] Ebd., S. 263.
[70] Ebd.

7. Fazit

Während des Kalten Krieges kam es ständig zu Störversuchen gegen den freien Zugang nach West-Berlin. Reisende wurden immer wieder behindert. Die Einmauerung West-Berlins und die vielfache Behinderung aller Verbindungen nach Westen bedrohte langfristig die Lebensfähigkeit West-Berlins. Dadurch konnte es nie zu einem geregelten und längerfristigen Sportverkehr kommen. Der Sportverkehr wurde immer wieder unterbrochen oder boykottiert. Alle Bemühungen seitens West-Berlins brachten keinen Erfolg ein. Der Ostblock berief sich immer wieder auf die Drei-Staaten-Theorie. Die Politik verhinderte so einen geregelten Sportverkehr innerhalb der geteilten Stadt. Ferner wurde der Sportverkehr mit West-Berlin als lästig bezeichnet, da er nur Gefahren mit sich brachte. In der DDR kam es zu einem ständig steigenden Flüchtlingsstrom. Deshalb musste zunächst die Existenz der DDR gesichert werden u.a. mit dem Bau der Berliner Mauer. Die Bundesrepublik Deutschland war zwar bemüht einen Sportkontakt aufrechtzuerhalten und immer wieder zu demonstrieren, dass West-Berlin Teil der Bundesrepublik ist, jedoch gab es auch hier Verständigungsprobleme zwischen Sport und Politik sowie eine Diskrepanz mit den Forderungen seitens der DDR bzw. des Ostblocks. Man schob den Sport also in Zeiten des Kalten Krieges nur vor sich her. Das eigentliche Thema war immer die Politik. Da die Politik der Länder immer im Vordergrund war, litt auch der Sport in der geteilten Stadt unter den Umständen im Kalten Krieg und wurde nur minimal gefördert. Besonders für die Bundesrepublik Deutschland lässt sich sagen, dass man mit dem Thema Sport nicht noch mehr Brisanz in die schon angespannte Stimmung während des Kalten Krieges bringen wollte.

8. Literaturverzeichnis

Braun, J. & Teichler, H. J. (Hrsg) (2006). *Sportstadt Berlin im Kalten Krieg. Prestigekämpfe und Systemwettstreit.* Berlin: Ch. LinksVerlag

Becker, Christian: Deutsch-deutsche Sportbeziehungen und „nationale Sportarbeit" der DDR in den Jahren 1945-1961/65. In: Buss, Wolfgang; Becker, Christian (Hg.) (2001): Der Sport in der SBZ und in der frühen DDR. Genese – Strukturen – Bedingungen. Schorndorf

Der Spiegel (9/1985). Fußball bis ins letzte, 23-24. Zugriff am 10. Februar 2010 unter http://wissen.spiegel.de/wissen/image/show.html?did=13513138&aref=im age036/2006/06/13/cq-sp198500900230024.pdf

Freiherr von Richthofen, Hermann: Die Berlinpolitik der Bundesrepublik Deutschland. In: Langguth, G. Berlin: Vom Brennpunkt der Teilung zur Brücke der Einheit. Bonn 1990

Füsslein, Peter: Ausgestaltung und Entwicklung des Viermächte-Abkommens bis zum Herbst 1989. In: Langguth, G. Berlin: Vom Brennpunkt der Teilung zur Brücke der Einheit. Bonn 1990

Henning, O. (1976) *Die Entwicklung und der Rechtscharakter der Bundespräsenz in West-Berlin.* Köln: Verlag Wissenschaft und Politik

Hofmann, Daniel (2002) *Dokumente zur Deutschlandpolitik (1969/1970).* München: Oldenbourg Wissenschaftsverlag GmbH

Langguth, G. (1990). *Berlin: Vom Brennpunkt der Teilung zur Brücke der Einheit.* Bonn: Bundeszentrale für politische Bildung

Mahnke, Hans Heinrich: Vom Londoner Protokoll zum Viermächte-Abkommen. In: Langguth, G. Berlin: Vom Brennpunkt der Teilung zur Brücke der Einheit. Bonn 1990

Morgan, Roger: Die Berlinpolitik der Westmächte. In: Langguth, G. Berlin: Vom Brennpunkt der Teilung zur Brücke der Einheit. Bonn 1990

Ribbe, W. (2002). *Berlin 1945-2000. Grundzüge der Stadtgeschichte.* Berlin: Berliner Wissenschafts-Verlag

Schuller, Wolfgang (2006) *Das sichere war nicht sicher. Die erwartete Wiedervereinigung.* Leipzig: Leipziger Universitätsverlag

Steck, Melanie (2006) *Der Mauerbau am 13.8.1961. Motive, Ablauf, Reaktionen.* Norderstedt: Grin Verlag

Stötzel, Georg (1994) *Kontroverse Bergriffe. Geschichte des öffentlichen Sprachgebrauchs in der Bundesrepublik Deutschland.* Berlin: De Gruyter

9. Anhang

	Datum	Veranstaltung	Schwierigkeiten
1.	Mai 1971	Länderkampf Sport-schützen, Bundesrepublik Deutschland-UdSSR	Die UdSSR verweigert die Erteilung von Visa für 2 Berliner Mitglieder der deutschen Mannschaft
2.	7./8.7.72	Internationales Turnier des DABV in Berlin	Der rumänische Boxverband macht seine telegrafische Zusage wieder rückgängig mit der Begründung, die Reisevorbereitungen nach Berlin seien zu kompliziert. Trotz Intervention auch Bonner Behörden keine Revision dieser Absage.
3.	Juli 1973	23. Ostsee-Regatta in Warnemünde	Flaggenstreit. Die DDR hißte neben der Flagge der Bundesrepublik Deutschland die West-Berliner Stadtfahne (4 Teilnehmer kamen aus West-Berlin). Daraufhin sagte die westdeutsche Delegation die Teilnahme an den Wettbewerben ab und reiste ab.
4.	1.-4.9.73	Junioren-Weltmeisterschaften im Modernen Fünfkampf	Der Fünfkampf-Verband der UdSSR akzeptiert Berlin nicht als Austragungsort; die Weltmeisterschaft wird aber trotzdem in Berlin durchgeführt. Ungarn lehnt ebenfalls mit der Begründung ab, daß der westdeutsche Verband keine Zuständigkeit für West-Berlin besitze.
5.	3.-7.10.73	IV Internationales Boxturnier von Berlin (Ost-Berlin)	Da bei Teilnahme der West-Berliner Boxer neben der Flagge der Bundesrepublik Deutschland auch die West-Berliner Fahne gehißt werden sollte, sagt der Berliner Box-Verband am 10.9.73 seine Teilnahme ab.
6.	Neujahr 74	Internationales Neujahrsturnier Handball in Berlin	Die CSSR kann aus technischen Gründen keine Mannschaft schicken.
7.	14./15.4.74	Internationales Hallen-Handballturnier in Berlin	Absage des tschechischen Handball-Verbandes wegen Terminschwierigkeiten

-2-

Quelle: Braun/Teichler, S. 158

Datum	Veranstaltung	Schwierigkeiten
8. 1.-5.7.75	6.Gymnaestrada	Boykott der Staaten des Warschauer Paktes
9. 6.3.1976	Olympia-Qualifikations-Rückspiel Deutscher Handballbund - Deutscher Handball-Verband in Karl-Marx-Stadt	Die DDR-Behörden verweigern West-Berliner Zuschauern die Einreise in die DDR
10. 6./7.3.76	Eissprinter-Weltmeisterschaft	Erstmalig am 13.7.75 verlangen die Sowjets eine zusätzliche Einladung vom Berliner Senat. Am 2.1.76 wiederholen sie diese Forderung. 3.1. ISU weist sowjetische Beschuldigung (Veranstaltung illegal) zurück. 7.1. Senat lehnt Extra-Einladung ab 8.1. DDR verlangt ebenfalls Extra-Einladung durch den Senat 14.2. Mündliche Zusage der Sowjets bis 17.2. liegt keine schriftliche Zusage aus Ostblockländern vor 21.2. Sowjets bestehen noch einmal auf Sondereinladung 27.2. Zusage der Sowjets 28.2. Endgültige Absage der DDR 2.3. Sowjets verlangen wieder Extra-Einladung; Ablehnung 6.3. UdSSR und alle anderen Ostblockstaaten nehmen nicht teil.
11. 17.-31.5.1976	Geplanter Besuch einer Delegation von Führungskräften des Jugendsports Rumäniens in Frankfurt, Bonn, Duisburg, Hannover und Berlin	12.5. Absage des Kommunistischen Jugendverbandes Rumäniens (UTC), da ein Berlin-Besuch nicht möglich sei, die Deutsche Sportjugend den Berlin-Besuch aber nicht aus dem Programm streichen wollte.
12. 9.3.1977	Besuch der DSJ-Vorsitzenden beim UTC	Beziehungen zwischen DSJ und UTC bis auf weiteres eingefroren, da der UTC erklärte, die Bundesrepublik Deutschland und West-Berlin nicht gemeinsam besuchen zu können. Lediglich ein gesonderter Besuch der SJ Berlin wäre möglich.

Quelle: Braun/Teichler, S. 159

Presse- und Informationsamt   Berlin-Schöneberg, den 27. November 1958
des Landes Berlin   Rudolph-Wilde-Platz
Nr. 276   (Rathaus Schöneberg)
                           Telefon: 71 02 61

Pressedienst des Senats von Berlin
==

Eine Erklärung des Regierenden Bürgermeisters Willy Brandt

PLB. Die in der Note der UdSSR an die Zonenbehörden aufgeworfenen Fragen erfordern eine eingehende Erörterung mit den drei westlichen Alliierten sowie mit den zuständigen Stellen im Bund, betonte der Regierende Bürgermeister von Berlin, Willy Brandt, am Donnerstag, dem 27. November, in einer ersten Stellungnahme. Der Regierende Bürgermeister Willy Brandt traf im einzelnen folgende Feststellungen:

1. Der Plan, aus Westberlin eine "entmilitarisierte freie Stadt" zu machen, ist in seiner Absicht eindeutig. Er läuft darauf hinaus, daß Westberlin von alliierten Truppen geräumt, jedoch von sowjetischen Divisionen umgeben bliebe. Er bedeutet ferner, daß die rechtliche, die finanzielle und die wirtschaftliche Zugehörigkeit Berlins zur Bundesrepublik Deutschland zerschnitten und durch eine einseitige Abhängigkeit vom Ostblock ersetzt werden würde. Das ist untragbar.

2. Diesem Plan steht die Tatsache entgegen, daß die Westmächte zu wiederholten Malen feierlich versichert haben, ihre Rechte und Pflichten in Berlin bis zur Überwindung der Spaltung Deutschlands auszuüben.

3. Es gibt keine isolierte Lösung der Berliner Frage. Wenn ein Beitrag zur Entspannung und zur Wiedervereinigung Deutschlands geleistet werden soll, wie es in der sowjetischen Note unter anderem heisst, dann handelt es sich hier und jetzt nicht um die Berliner Frage, sondern um die Überwindung der Spaltung Deutschlands. Darüber muß verhandelt werden und nicht über die Änderung des Status quo von Berlin.

4. Es ist das erkennbare Ziel der kommunistischen Politik, ganz Berlin in die sogenannte "DDR" einzugliedern. Alles Gerede kann davon nicht ablenken.

                                             - 2 -

Direktor: Dr. Hans E. Hirschfeld / Stellvertreter: Rudolf Kettlein

5. Die Berliner lassen sich deshalb auch jetzt nicht verwirren.
Sie werden weiter arbeiten am Aufbau der Hauptstadt Deutschlands
und ihren Beitrag dazu leisten, dass in Berlin die Rechtssicher-
heit gewahrt und die freiheitlich-demokratische Ordnung erhalten
bleiben. Das Volk von Berlin vertraut gerade jetzt auf seine Freunde
in aller Welt. Es geht in den kommenden Wochen nicht nur um das
Schicksal unserer Stadt, sondern um das des deutschen Volkes. Deshalb erwarten wir zuversichtlich, daß unsere befreundeten Mächte
die Zeit nutzen.

+

Der Regierende Bürgermeister Willy Brandt erklärte zu Äusserungen,
die der Aussenminister der USA, John Foster Dulles, auf einer
Pressekonferenz am Mittwoch, dem 26. November, gemacht hat, die
Alliierten könnten sich in der Ausübung ihrer Rechte und Befug-
nisse, die sich aus den Viermächtevereinbarungen über Berlin er-
geben haben, nicht der Kontrolle zonaler Behörden unterwerfen,
wenn sie ihre Rechtsposition nicht erschüttern und Opfer der wohl-
bekannten Salami-Taktik werden wollen. Bundesaussenminister
Heinrich von Brentano hat dem Regierenden Bürgermeister Willy
Brandt am Donnerstag, dem 27. November, mitgeteilt, eine Vereinbarung
des auf der Pressekonferenz von Aussenminister Dulles in Washington
erwähnten Inhalts sei nicht getroffen worden. Die Mitteilung
des Aussenministers John Foster Dulles sei ihm deshalb völlig un-
verständlich.

                                              III/1

- - -

                                          - 3 -

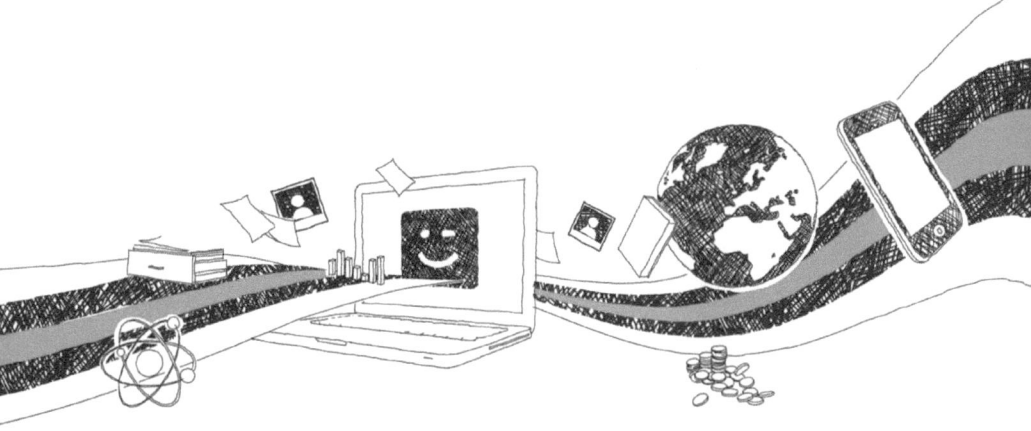